Te $^{29}_{17}$

DES PROPHYLAXIES

ET DES ANTAGONISMES.

DEUXIÈME MÉMOIRE

SUR

LES PROPHYLAXIES

ET LES ANTAGONISMES,

PAR

Télèphe P. DESMARTIS,

Docteur-Médecin, Correspondant de la Société médicale d'émulation de Montpellier,
Titulaire de la Société de Médecine et de Chirurgie pratiques de la même ville,
Secrétaire de la Société médicale d'émulation de la Gironde, Membre résidant de
la Société Linnéenne de Bordeaux, Médecin-Oculiste du Bureau de Bienfaisance
de la même ville.

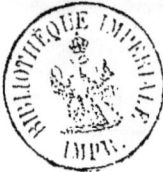

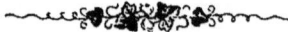

MONTPELLIER

CHEZ J. MARTEL AÎNÉ, IMPRIMEUR DE LA FACULTÉ DE MÉDECINE,
rue Canabasserie 2, près la Préfecture.

1853

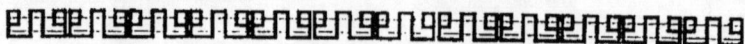

DEUXIÈME MÉMOIRE

SUR

LES PROPHYLAXIES ET LES ANTAGONISMES.

Sous ce titre nous avons publié, il y a quelque temps, un certain nombre d'observations (1). Il en est qui ont paru peut-être assez extraordinaires : toutefois ce sont des faits, et nous avons cru utile de les rassembler en corps par rapport aux déductions qu'on peut en tirer dans l'intérêt de l'art de guérir. Nos recherches et notre expérience nous ont mis à même de remarquer de nouveaux phénomènes de ce genre, et nous nous empressons de les signaler.

En lisant l'excellent ouvrage de M. Cazin, sur les *plantes médicinales indigènes*, nous avons été frappé des bons effets qu'il signale, comme produits par l'écorce de saule. Cet honorable praticien de Boulogne a observé, dans une foule de circon-

_____

(1) Voy. *Revue thérap. du Midi*, T. II, pag. 565 et 592.

stances, que la décoction, ou la simple infusion à froid, d'écorce fraîche de salix, préservait des fièvres printanières et automnales un grand nombre de malheureux, et les arrachait ainsi à la misère qui était la suite de leur maladie. « Je citerai, dit M. Cazin, comme le plus remarquable, le fait suivant : La famille Pinchedé, composée du père, de la mère et de huit enfants, habitant la vallée humide de la Liane (où les fièvres intermittentes sont devenues endémiques depuis l'établissement de fossés qui longent le chemin de fer), et soumise, en outre, aux effets débilitants d'une position voisine de l'indigence, était atteinte chaque année, depuis cinq ans, de fièvres intermittentes de divers types : cette famille était littéralement ruinée par l'emploi réitéré du sulfate de quinine. Il m'a suffi, durant le printemps de 1847, de la mettre à l'usage d'une forte décoction de saule et de revenir dans le cours de l'été, pendant deux ou trois jours, à cet usage, pour les préserver de l'intoxication paludéenne. Le même moyen réitéré en 1848 les a également préservés. De tels résultats, qu'il est d'autant plus facile d'obtenir que le saule croît en abondance dans les lieux où sévissent généralement les fièvres intermittentes, sont de nature à fixer l'attention des philanthropes. »

Tandis que le célèbre Adanson (1) se trouvait au Sénégal, il se préserva des *fièvres ardentes* et des *diarrhées* qui y règnent épidémiquement, en prenant une tisane légère faite avec les feuilles de baobab (*Adansonia digitata*). Pendant l'épidémie du mois de septembre 1751, Adanson et son ami

---

(1) Mém. de l'Acad. des sciences, 1761.

furent ainsi presque seuls préservés des fièvres qui faisaient de grands ravages. Il paraît que les nègres du Sénégal connaissent les propriétés du baobab, puisqu'ils mettent dans leurs aliments (le couscous) de la poudre de l'écorce et des feuilles d'adansonia pour exciter en eux une diaphorèse salutaire. En outre, le baobab serait, d'après M. Duchaissaig de la Guadeloupe, un puissant fébrifuge (1). — S'il faut en croire M. Leudet de Rouen, le sulfate de quinine à haute dose préserverait sûrement des fièvres puerpérales. Les expérimentations faites par cet habile médecin ont eu lieu pendant les épidémies de 1843, 1845 et 1846 : les résultats ont été constamment heureux. Quatre heures environ après la délivrance, et lorsque la femme était suffisamment reposée, M. Leudet lui faisait prendre en trois doses, dans les 24 heures, un gramme de sulfate de quinine, le lendemain il administrait le même médicament et de la même manière; les jours suivants, on réduisait la dose de ce sel à 60 centigrammes, et on continuait ainsi jusqu'à ce que la femme eût passé l'époque de la fièvre puerpérale, qui habituellement se manifeste dans le premier septenaire. Il semble naturel d'admettre que le traitement prophylactique ne doit commencer qu'après la fièvre de lait, c'est-à-dire au deuxième ou quatrième jour; mais il n'en saurait être ainsi dans les circonstances épidémiques où la fièvre puerpérale se développe pendant le travail, ou au moins immédiatement après sa terminaison. «Aussi, continue M. Leudet, faut-il commencer l'administration du sulfate de quinine aussitôt que se manifestent les frissons

---

(1) Bouchardat, Rép. de pharm., T. VI, p. 282.

et les symptômes précurseurs.» Le même médecin a vu parfois de légers étourdissements, de la céphalalgie, du ralentissement dans le pouls survenir à la suite de cette médication; mais jamais il n'a eu à déplorer de graves accidents.

En 1845, le ministre envoya à l'Académie de volumineux mémoires fournis par les médecins attachés aux dix manufactures de tabac de la France; il voulait connaître les influences salutaires ou nuisibles du *nicotiana tabacum* sur les personnes attachées à ces établissements. Les effets nuisibles de cette substance sont des vertiges, de la céphalalgie, de la diarrhée, quelquefois une teinte grise de la peau; parmi les effets salutaires, on a observé que les personnes attachées à ces manufactures semblaient à l'abri des fièvres intermittentes et de certaines épidémies. Si les ouvriers n'étaient pas exempts de douleurs rhumatismales, ces douleurs n'étaient au moins que passagères, puisque, lorsqu'ils étaient rhumatisants, il leur suffisait de se coucher sur des feuilles de tabac pour être guéris. L'usage du tabac à priser, dit Rognetta (1), m'a paru toujours utile après la guérison de la tumeur ou de la fistule lacrymale, comme moyen prophylactique; mais la plupart des poudres olfactives nous semblent, dans ce cas, devoir produire le même résultat.

Suivant M. Alibert, inspecteur des eaux minérales d'Aix, il existe un antagonisme bien marqué entre les scrophules et les rhumatismes. Ce médecin, ayant vu à Aix un grand nombre de sujets atteints de ces affections qui étaient venus prendre les eaux, établit les conclusions suivantes :

_____

(1) Traité philos. et clin. d'ophthalmologie.

« 1° Que le séjour dans un lieu humide occasionne indifféremment les rhumatismes ou les scrophules; 2° que les parents
rhumatisants donnent souvent naissance à des enfants scrophu-
leux, et *vice versâ* ; 3° que les premières manifestations des scrophules sont souvent précédées d'un état rhumatismal qui frappe
indifféremment les genres articulaire, musculaire et nerveux, et
qui fréquemment affecte une moitié du corps seulement, la
moitié droite ou la moitié gauche; 4° que, malgré leurs rela-
tions évidentes de parenté du côté de l'origine, quand les scrophules et le rhumatisme sont une fois établis, il y a entre
ces deux affections un tel antagonisme que jamais un scro-
phuleux ne se plaint de douleurs rhumatismales, et que jamais
un rhumatisant ne présente aucune des manifestations de
scrophules. »

Quant à nous, dans le dixième arrondissement de bienfaisance formant le service qui nous était affecté, nous avons
observé que la plupart des malades que nous soignions avaient
des fièvres intermittentes rebelles ou des rhumatismes : ce qui
s'explique par les miasmes qui s'exhalent des ruisseaux voisins
et par l'humidité des habitations; mais ces personnes, qui sont
en général d'un tempérament lymphatique, n'ont point de manifestations scrophuleuses. Ce que nous avons aussi remarqué ,
c'est que les rhumatismes se sont manifestés sous la forme de
fièvres périodiques, fièvres qui ont résisté au sulfate de quinine, à la décoction de *salix alba,* aux vomitifs, aux pur-
gatifs et aux émissions sanguines. Après l'emploi inutile de
ces moyens, nous soupçonnâmes quelque fièvre larvée entre-
tenue par l'élément rhumatique, et nous prescrivîmes alors

les pilules suivantes, qui nous réussissent souvent pour guérir ou soulager les rhumatisants :

> ℞ Extrait de fleurs de *colchicum autumnale*..... 2 gram.
> Extrait d'aconit napel.................... 2 —
> Extrait de frêne (*fraxinus excelsior*)........ 2 —
> Extrait de gaïac........................ 2 —

Pour 25 pilules à prendre graduellement au nombre de 3 à 6 par jour. Dans les circonstances où nous avons prescrit ces pilules, 50 à 60 ont suffi pour faire disparaître ces fièvres rebelles.

En 1846, M. Girard, médecin de l'asile des aliénés à Auxerre, a publié (1) des observations sur les fièvres qui annihilent l'épilepsie et même la folie. Une jeune fille, épileptique depuis l'âge de 7 ans, entra le 27 décembre 1834 à l'hôpital d'Auxerre. Le 25 février 1840, cette jeune personne est prise de fièvre intermittente quotidienne qui dure cinq semaines, pendant lesquelles il n'y a pas une seule attaque : on coupe la fièvre avec les préparations de quinquina, et les attaques reparaissent. En novembre 1842, nouvelles fièvres quotidiennes et nouvelle suspension de l'épilepsie. Sous l'influence d'un changement d'air et d'un régime tonique, la fièvre disparaît. A la fin de décembre, les attaques reparaissent. Au mois d'août 1844, retour de la fièvre ; la santé souffre considérablement : la fièvre résiste avec opiniâtreté pendant quatre mois, cependant une macération d'absinthe et de germandrée la fait disparaître. Les 6, 7 et 8 décembre, il ne reste plus qu'une légère horripilation. Le 20, les accès épileptiques reviennent. En avril 1845, retour de la fièvre jusqu'en juin, et pendant ce temps il n'y a pas d'épilepsie. Le

---

(1) Annales médico-psychologiques.

2 février, la fièvre s'en va ; le 15, les attaques s'observent encore : en septembre et octobre des phénomènes semblables ont lieu. Là s'arrête cette intéressante observation ; nous regrettons de ne pas en avoir la suite.

La seconde observation de M. Girard repose sur un homme de 28 ans qui entra à l'hospice le 31 août 1845. La folie était manifeste ; il y avait insomnie, turbulence, vocifération, actes de violence, etc. ; il se croyait inspiré de Dieu et chantait des hymnes. Dans le mois de novembre survint une fièvre intermittente avec hémorrhagie nasale qui dura huit jours, et la folie se jugea.

L'Abeille médicale cite deux exemples de folie qui a cessé aux approches de la mort. Nous citerons nous-même une observation de ce genre faite tout récemment par mon père, et nous demanderons si ces faits, joints à plusieurs autres déjà connus depuis long-temps, ne pourront pas donner quelque indication pour amener des crises salutaires dans certains cas de folie.

La première observation, indiquée dans *l'Abeille médicale*, a été communiquée par M. Brierre de Boismont. Au commencement de 1792 on conduisit à son établissement, dirigé alors par M. Bardot, un jardinier, âgé de 22 ans, qui venait de perdre subitement la raison dans des circonstances remarquables. Ce jardinier jouissait de toute la plénitude de sa raison, lorsque, étant allé à une fête de carnaval, un homme déguisé en ours, voulant l'effrayer, s'approcha furtivement de lui par derrière ; et, lui posant ses lourdes pattes sur les épaules, fit entendre à ses oreilles une sorte de rugissement.

L'impression de ce jardinier fut si grande, qu'il demeura immobile et cessa dès ce moment de parler. M. Brierre de Boismont ni ses prédécesseurs ne lui avaient jamais entendu proférer une parole ; ce malade faisait seulement entendre une sorte de grognement lorsqu'on s'approchait du lit. Dans le dernier mois de son existence, il fut pris d'infiltration des extrémités inférieures des membres et de diarrhée. A cette époque, ce malheureux commença à répondre aux questions qu'on lui adressait ; il disait où était le siége de ses souffrances, et montrait les parties du corps qu'on voulait voir ; si on lui présentait des aliments, il répondait d'une manière raisonnable ; son intelligence se mouvait peut-être dans un cercle assez restreint : mais elle était parfaitement en rapport avec le petit nombre d'idées que la longue inaction de son cerveau lui avait laissées.

Deuxième observation. « Le pape Clément XIV, plus connu »sous le nom de Ganganelli, fut frappé tout-à-coup, au milieu »d'un repas, d'une sensation inusitée. Tourmenté par l'idée »du poison, le pape ne voulut plus sortir de ses apparte- »ments ; privé de l'air extérieur, ne mangeant qu'en trem- »blant, sa raison s'égara. Des fantômes le poursuivaient dans »son sommeil. Au milieu du silence de la nuit, il s'arrachait »à des songes monstrueux. Enfin, après six mois de tortures, »Clément XIV vit arriver sa délivrance. En ce moment suprême »la raison lui fut rendue. »

Mon père vient d'observer, chez une jeune fille âgée de 24 ans, un fait de recouvrement de la raison dans la dernière période de la phthisie. Cette jeune fille, se croyant oubliée de quelqu'un qu'elle aimait, perdit complètement la raison, il y a cinq ans. La folie s'était continuée et la phthisie était venue s'y ajouter, lorsque, il y a peu de jours, la raison lui revint; elle reconnaissait tous ceux qui l'environnaient; elle n'avait plus alors, comme précédemment, horreur de tous les hommes qu'elle apercevait; elle vit avec plaisir son père et tous ceux qui l'entouraient. Chose assez singulière! il y avait chez elle amnésie de tout ce qui s'était passé depuis le moment où elle était devenue folle; elle se croyait encore en 1847 : il lui semblait qu'elle n'avait que 19 ans au lieu de 24. Une dizaine de jours se sont écoulés ainsi, et elle est morte de la phthisie qui la consumait.

Les anciens avaient déjà observé qu'un choc violent ou une forte commotion imprévue avaient une action salutaire sur les personnes frappées de démence.

Les individus qui, *fous par amour,* se précipitaient dans la mer du haut du promontoire de Leucade (1) et qui faisaient le *saut des amoureux,* étaient réputés guéris après cette secousse, laquelle produisait en eux une révolution complète dans tout leur être.

Il y a peu de jours qu'un de nos confrères citait, à la Société médicale d'émulation, l'observation d'une femme épileptique qu'on avait désespéré de guérir, et qui, ayant fait une chute d'une croisée sur le pavé, se fractura le radius. L'émotion, la frayeur, plus sans doute que la douleur qu'elle ressentit, firent

---

(1) Leucade est le nom ancien d'une île du golfe de Venise, sur les côtes de la Livadie, autrefois l'Acarnanie. Elle s'appelle aujourd'hui Sainte-Maure, et n'est séparée du continent que par un canal de cent pas environ.

disparaître, depuis lors et sans retour, les accès épileptiques. Ceci prouve encore qu'en bien des circonstances les influences morales vives peuvent être des moyens curateurs.

La science possède des observations où une encéphalite aiguë, une pneumonie, une fièvre typhoïde et d'autres maladies graves ont rétabli l'équilibre des facultés qui s'est maintenu après la guérison de ces dernières maladies ; en outre, on a vu le tœnia et d'autres entozoaires causer la folie, et tout trouble intellectuel cesser après leur expulsion. On doit donc observer avec la plus scrupuleuse attention chaque symptôme, pour remonter à la vraie cause et s'efforcer de la détruire, au lieu d'user trop souvent de moyens généraux et de croire le mal incurable.

Voici encore un autre cas de guérison d'épilepsie par une substitution accidentelle fort remarquable, rapporté par M. Kriner (1) :

Une jeune fille, forte et robuste, avait, depuis l'âge de six ans, des accès d'épilepsie qui paraissaient s'être développés sous l'influence d'une impression qu'elle avait éprouvée pour une punition de faute commise à l'école. Ces accès étaient irréguliers et duraient de dix minutes à six heures ; ils avaient tantôt un intervalle de six semaines, tantôt de vingt-quatre heures seulement : le rationalisme et l'empirisme semblaient avoir échoué. M. Kriner, connaissant d'heureux effets produits par le carbonate de fer dans la chorée, prescrivit par analogie ce même médicament. La dose de ce carbonate fut de 1 scrupule

(1) Journ. des conn. médico-chir., N° d'avril 1835 , p. 288.

toutes les trois heures. A la troisième dose, l'accès épileptique se développa d'une manière tellement intense, qu'il fit craindre pour les jours de la malade : cet accès dura trois heures, et se termina par une sorte de torpeur qui persista pendant huit heures. Le jour suivant, il se développa une gale purulente qui céda assez rapidement par l'emploi du soufre. Six ans s'étaient écoulés au moment où ce fait était publié, et l'épilepsie n'avait pas reparu.

Les poisons les plus énergiques, même à des doses assez élevées, semblent parfois ne s'adresser qu'à l'élément morbide pour le transformer en une crise salutaire et l'éliminer de l'organisme.

Les Ichthyologistes savent qu'au nombre des poissons vénéneux se trouve le *coracinus fuscus major* (*gray snapper* des Anglais), et qu'il occasionne un choléra-morbus accompagné d'horribles douleurs ou d'une démangeaison extrême à la surface du corps. Le plus souvent il donne, en outre, d'une manière persistante, la paralysie des membres inférieurs, des troubles dans la vision et de la cophose.

Citons textuellement l'observation suivante, rapportée par M. Orfila (1). Plusieurs individus mangèrent de ce poisson en 1786, et éprouvèrent les symptômes ci-dessus mentionnés ; un d'entre eux offrit des phénomènes remarquables. Cet homme avait depuis deux ans un ulcère à la jambe qui avait résisté à tous les moyens curatifs que l'on avait mis en usage : au moment où il mangea le poisson dont je fais l'histoire, on était

(1) Traité de toxicologie, T. II, p. 181, 1843.

décidé à pratiquer l'amputation du membre, opération que l'on jugeait indispensable pour la conservation de l'individu. Peu d'instants après avoir avalé ce poisson, il éprouva les symptômes dont j'ai parlé; mais, au bout de deux jours, la suppuration fut plus abondante, le pus fut plus épais et d'une meilleure couleur; toute la surface de la peau se couvrit de taches qui creusaient, et desquelles s'écoulait abondamment une substance d'une couleur blanche, épaisse et comme caillée. Cette sécrétion ne cessa qu'au bout de six semaines; alors l'ulcère marcha vers la guérison, et l'individu fut entièrement rétabli quelques semaines après, sans que l'on eût employé d'autres moyens.

Un fait d'antagonisme aussi caractérisé ne pourrait-il pas fournir des indications pour guérir certaines maladies dans des cas désespérés. Sans doute il ne faut rien donner au hasard, la prudence doit toujours guider la main de l'expérimentateur; mais ne vaut-il pas mieux, quand il n'y a plus d'espoir, essayer quelque chose de nouveau que de ne rien faire, ou, ce qui revient au même, d'employer des médicaments dont l'inefficacité est bien constatée, et dont la prescription n'est que l'effet de l'habitude ou de la routine? On serait trop heureux si le résultat répondait à l'attente; mais il est des cas contre lesquels ont échoué jusqu'ici tous les moyens imaginables : c'est lorsque la maladie est si avancée, que l'organisme se trouve si profondément altéré, qu'il n'est plus possible de rétablir l'équilibre.

Ainsi, nous avons cité (1) une observation de phthisie guérie

---

(1) Voy. *Revue thérapeutique du Midi*, 1851, T. II, p. 667.

par la variole que la malade avait contractée, et cette indication, confirmée par une seconde guérison du même genre, nous a porté à tâcher d'inoculer la variole à des individus parvenus au dernier degré de la pulmonie. Six fois nous avons pratiqué l'inoculation variolique, six fois elle a été nulle, et n'a produit aucun symptôme de variole ni aucun phénomène. L'organisme trop altéré ne pouvait plus être rétabli, tandis que plus tôt nous aurions peut-être réussi.

La rougeole, cette maladie qui a sévi pendant l'hiver de 1851 d'une manière épidémique et dans de larges proportions sur la plupart des enfants de notre département (Gironde), a guéri souvent des maladies préexistantes. — M. Rayer a cité, il y a déjà long-temps, un eczéma chronique de la face guéri rapidement après une rougeole. M. Alibert a rapporté qu'un eczéma impétigineux du cuir chevelu avait disparu spontanément après la rougeole.

Tout récemment, mon père a soigné un enfant de 3 à 4 ans atteint depuis sa naissance d'une otorrhée qui s'est trouvée guérie après que l'éruption morbilléuse a été passée.

Un de nos parents, le docteur Poytevin-Desmartis (du Bouscat, près Bordeaux), vient de voir un enfant de 6 ans atteint depuis un mois d'une dysénterie rebelle que la rougeole a aussi fait cesser.

Suivant MM. Rilliet, Barthez, Michel Lévy, la rougeole peut amener le développement de tubercules dans les poumons. D'après M. Lévy, cette éruption, atteignant les phthisiques, hâte même la marche de l'affection pulmonaire.

Pour nous, nous avons bien observé qu'après la rougeole il

arrivait parfois des bronchites, des laryngo-bronchites, des
sortes de coqueluches très-fatigantes. Ces accidents ont lieu
le plus souvent, ainsi que des blépharites, des douleurs arthri-
tiques, de l'anasarque, lorsque le malade a été exposé impru-
demment à l'action du froid pendant l'éruption, ou trop tôt
après la convalescence, ou bien lorsqu'au début on a arrêté la
diarrhée, ou que dans les cas de constipation on n'a pas favorisé
les selles; mais nos observations ne nous ont pas encore
démontré les mêmes faits qu'à M. Rilliet et qu'aux autres hono-
rables confrères que nous avons cités. Quant aux tubercules
activés par la rougeole, nous dirons que nous n'avons pas vu
de phthisiques atteints de cette éruption. Nous croyons même
qu'elle ne se greffe que très-difficilement sur les tuberculeux.

Puisque, d'après ce que nous avons dit, certaines maladies
peuvent modifier l'organisme, ne serait-il pas curieux d'observer l'effet prophylactique ou prédisposant que produit le
bouton d'Alep sur les individus qui en sont atteints?

Il en serait de même de cette maladie qui frappe de prédi-
lection et presque exclusivement les nègres : c'est le *yaws* ou
frambœsia. Nous attendons assez prochainement du pus de
yaws qu'on doit nous apporter sous verre ; et que nous nous
proposons d'inoculer à des animaux. Lorsque nos expériences
seront faites, nous publierons ce que nous aurons observé.

La médecine fait des progrès assurément, on ne peut le nier ;
mais malheureusement que peut-on encore contre la phthisie,
le cancer, l'hydrophobie (1), la morve, le farcin, le char-

---

(1) Plus d'un an s'est écoulé entre la rédaction de cet article et sa

bon (1), l'épilepsie, le rachitisme, l'hydrocéphalie, la folie ?
Rien ou presque rien....

Dans ces circonstances, le malade est voué infailliblement
à une mort certaine et prochaine : c'est la conviction du praticien qui le soigne. Avec de la prudence, en jugeant des propriétés des agents thérapeutiques par analogie, en faisant au
préalable des expériences sur les animaux, ne pourrait-on pas
arriver à sauver ce qu'on croyait perdu ? Car on est loin d'avoir
expérimenté tous les produits des trois règnes de la nature, et
leurs combinaisons chimiques, chaque jour plus variées, lesquelles peuvent offrir des médicaments précieux qui n'attendent
qu'une main assez heureuse pour en faire une utile application.

Pour nous, dans les cas désespérés, nous suivrons toujours
cette maxime :

Melius anceps remedium experiri quam nullum.

---

publication ; pendant ce temps l'hydrophobie a exercé de cruels ravages
en Europe, et un grand nombre de médicaments ont été employés sans
succès. Nous aussi, nous avons eu à soigner des personnes qui avaient
été mordues par des chiens enragés, dans deux cas surtout où la rage
paraissait être inévitable, l'emploi de l'*insecto-calmantine* nous a sem-
blé neutraliser le virus. L'*insecto-calmantine* est un principe extrait de
certains insectes, qui, eux aussi, ont été préconisés contre l'hydrophobie. Le genêt *(genista tinctoria)* a encore produit de très-bons
effets dans des cas où la rage semblait devoir être imminente. Mon
père publie en ce moment un travail sur ce dernier sujet.

(1) Le charbon et la pustule maligne, encore incurables il y a quelques semaines, paraissent avoir maintenant deux spécifiques : *les feuilles
ou l'écorce fraîches de noyer* en application sur le mal, *et la pâte d'encens* que l'on doit également employer en topique. Dans un Mémoire sur
le *Boswelia thurifera*, lu cette année à la séance de la Fête Linnéenne,
mon père a cité une observation de guérison du charbon par l'encens.

Bordeaux, août 1853.